LES BLESSÉS

DE

L'AMBULANCE SAINT-VINCENT-DE-PAUL

COMPTE-RENDU

A la Société de Médecine de Marseille

PAR LE DOCTEUR

NICOLAS (Henri),

Chef des travaux Anatomiques à l'École de Médecine et de Pharmacie
de Marseille.

1871

MARSEILLE

TYPOGRAPHIE DE MARIUS OLIVE

RUE SAINTE, 39

1871

LES BLESSÉS

DE

L'AMBULANCE SAINT-VINCENT-DE-PAUL

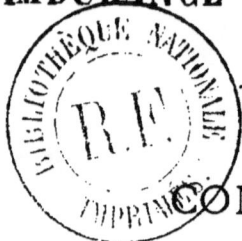

COMPTE-RENDU

A la Société de Médecine de Marseille

PAR LE DOCTEUR

NICOLAS (Henri),

Chef des travaux Anatomiques à l'École de Médecine et de Pharmacie
de Marseille

1871

MARSEILLE

TYPOGRAPHIE DE MARIUS OLIVE

RUE SAINTE, 39

1871

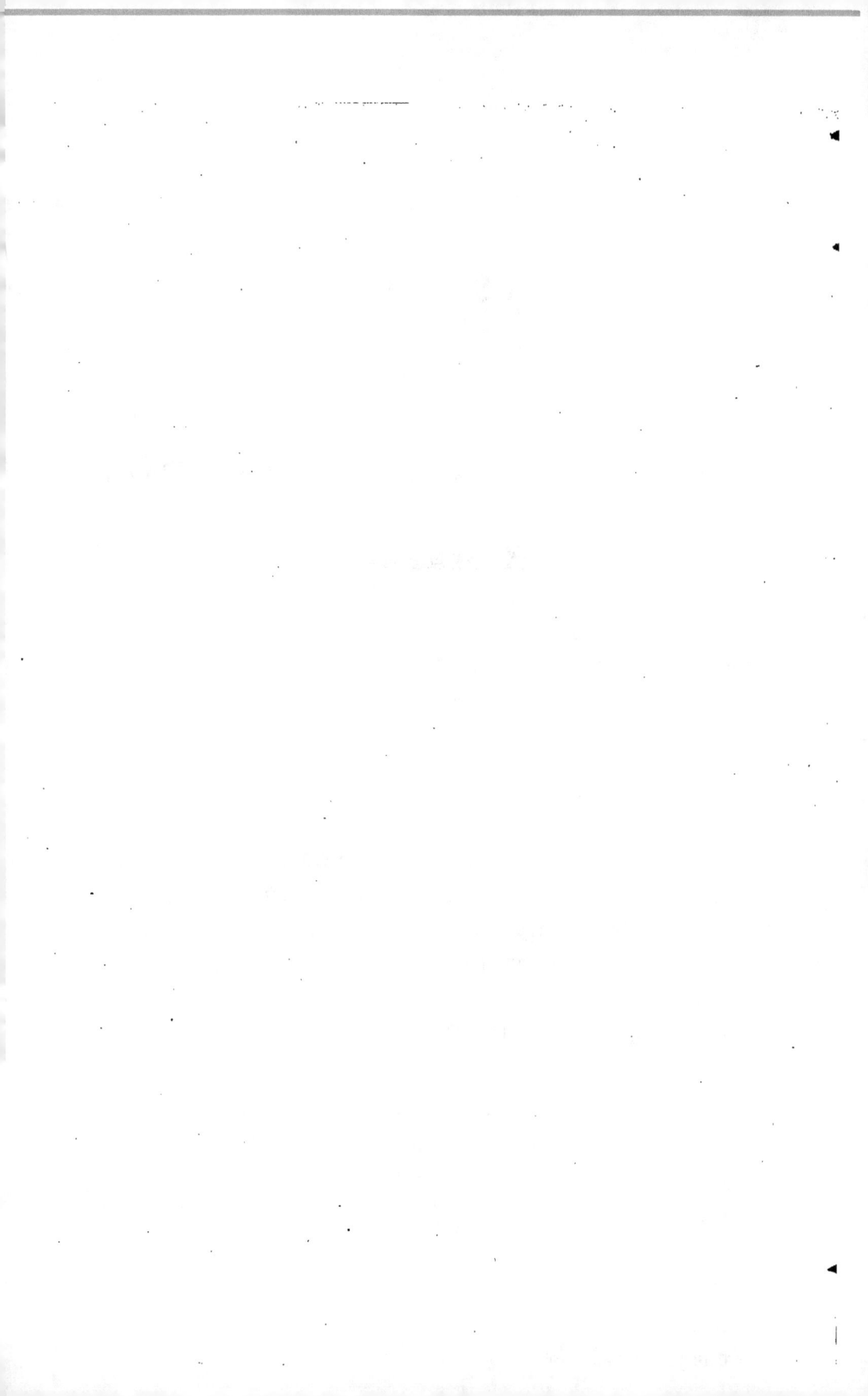

LES BLESSÉS

DE

L'AMBULANCE Sᵀ-VINCENT-DE-PAUL

A Marseille

1 8 7 1

Pendant la malheureuse guerre de 1870-1871 la charité des Marseillais est généreusement venue au secours de l'administration militaire, en organisant, sous le patronage de personnes pleines de zèle et de dévouement, des ambulances particulières dans lesquelles nos malades et nos blessés, en grand nombre, ont reçu les soins que leur état exigeait.

L'administration trouvait là des locaux d'évacuation, la plupart très-convenablement installés, qui lui ont été d'une grande utilité, soit en diminuant ses dépenses, soit en lui permettant surtout d'éviter quelquefois l'encombrement dans les grands hôpitaux.

J'ai eu l'honneur d'être choisi par Messieurs les membres du Comité de l'ambulance Saint-Vincent-de-Paul, pour soigner leurs blessés, et c'est le compte-rendu clinique de mon service que je vous adresse.

Sous tous les rapports, le local chosi par le Comité de l'ambulance était irréprochable ; il comprenait une partie du couvent du Saint-Sacrement, au Prado : vaste, bien exposé et aéré, divisé en rez-de-chaussée pour administration, cuisine, salle de jeux, réfectoire, et deux étages à plusieurs salles, de manière à permettre l'isolement complet des divers services. Une pharmacie parfaitement intallée et abondamment pourvue fournissait des médicaments de premier choix et intelligemment préparés. Nos pauvres soldats devaient trouver dans cette maison tout ce qu'ils pouvaient désirer après les dures fatigues de la guerre.

Des religieuses, des dames et des messieurs, poussés par la charité chrétienne, remplaçaient nuit et jour, auprès d'eux, les parents et les amis qu'ils avaient quittés, procurant à leurs peines morales les soulagements que le médecin et le chirurgien apportaient à leurs maladies. Ce dévouement de chaque instant, ces mille preuves d'intérêt, d'amitié même, qu'on donnait à tous et qu'on prodiguait aux plus malades, n'étaient pas sans résultat et avaient une action très-marquée sur le traitement chirurgical. On ne peut nier, en effet, que l'état moral joue un très-grand rôle chez les blessés et les opérés ; si, dans les accidents de fièvre traumatique et d'infection purulente, il faut laisser la plus grande part du mal aux mauvaises conditions hygiéniques des grands hôpitaux, à l'encombrement, à l'épidémie, surtout à la blessure elle-même, à la constitution du sujet et à l'introduction d'un poison dans l'économie, il ne faut pas oublier que la tristesse, le découragement, *le souci de l'avenir* ont l'influence la plus funeste sur la marche des grandes plaies.

Les hommes que j'ai eu à soigner du 28 janvier au 31 mai 1871, jeunes, peu habitués à la vie militaire, présentaient tous ou presque tous, outre leurs blessures, des altérations générales causées par les marches, le froid, et souvent par l'insuffisance ou la privation de nourriture. C'étaient des complications graves qui réclamaient des traitements énergiques pour permettre aux lésions extrêmes de suivre une marche heureuse.

Dès ma première visite je séparai du service chirurgical quelques hommes atteints de blessures légères et pris de maladies graves, telles que fièvre typhoïde, dyssenteries, etc., qui ne permettaient pas, sans danger pour leurs collègues, le séjour dans une même salle. Ce service de médecine, dont je conservai la direction, reçut ainsi 35 malades.

Onze étaient atteints de maladies des voies respiratoires :

    1 laryngo-bronchite,

    6 bronchites,

    1 pleurésie,

    1 pneumonie double,

    2 tuberculisations pulmonaires.

Les neufs premières affections, traitées par les préparations d'antimoine (kermès et oxide blanc) et les vésicatoires larges et quelquefois répétés, ont guéri en un temps assez court. Les deux tuberculeux ont rapidement succombé : c'était de jeunes soldats qui avaient eu dans leur famille des parents phthisiques et dont la maladie s'était déclarée au milieu des misères de l'armée de l'Est.

Cinq malades ont été atteints de fièvre typhoïde, quatre ont été guéris. Ces maladies, observées à leur début ou dès la deuxième semaine, ont présenté le type adynamique poussé à l'extrême ; le pouls, chez deux malades, à varié entre 44 et 52 pulsations, le thermomètre appliqué dans l'aisselle marquant de 39 à 41 degrés centigrades. Chez les trois autres, le pouls, sans être si lent, n'a jamais, dès le début, dépassé 100 pulsations, la température la plus élevée à été, le septième jour, 41° 9/10. Les complications de congestion pulmonaire ont été fréquentes ; un malade a succombé à cet accident. Parmi les quatre qui ont été guéris, un avait eu des hémorrhagies intestinales graves à trois reprises. Le traitement employé dans tous les cas s'est composé dès le début, de purgatifs salins, de préparations au quinquina, de tisane vineuse et de bouillons; en cas d'hémorrhagies intestinales, lavements froids additionnés de perchlorure de fer, fomentations glacées sur le ventre. Des soins particuliers étaient pris pour que ces malades fussent très-fréquemment changés de position dans leur lit : grâce à cette manœuvre, aucun, quoique dans un état de prostration excessif, n'a présenté d'escharre au sacrum, tant il est vrai que, si l'état typhoïde prédispose aux gangrènes, la compression, jointe à la malpropreté, joue le rôle déterminant. Je n'ignore pas que ces changements de position sont difficilement acceptés, mais les services qu'ils rendent sont si grands qu'on ne saurait trop insister sur leur emploi; l'auscultation, plusieurs fois, a permis de constater la diminution de la congestion pulmonaire après une journée pendant laquelle le malade était resté quelques demi-heures assis sur son lit.

Neuf affections, en partie produites directement par le froid, ont suivi une marche régulière vers la guérison; ce sont :

1 cystite,
1 otite,
1 rhumatisme articulaire aigu,
5 névralgies sciatiques,
1 névralgie plantaire,

Les névralgies de cause rhumatismale, traitées par les mouches de Milan et l'iodure de potassium, ont eu une durée de un à trois mois.

Une névralgie du moignon, chez un amputé du bras droit, sans que le moignon parfaitement cicatrisé depuis trois mois et très-régulier en fournît l'explication, a été traitée par les injections sous-cutanées de morphine et les mouches de Milan; pansée avec le même médicament, la douleur a diminué, mais non disparu.

Deux cachexies d'origine diverse, mais toutes deux très-graves, ont eu une terminaison différente. Un jeune homme de vingt ans, ayant cruellement souffert pendant toute la campagne, les pieds gelés, convalescent de fièvre typhoïde, très-anémique, fut pris subitement d'anasarque, sans affection du cœur, sans albumine dans les urines, et succomba en quelques jours. L'autre, vieux soldat, avait contracté le germe de sa maladie en Afrique, et, sous l'influence de récentes fatigues, avait été repris d'accès de fièvre intermittente ; il était bientôt arrivé à un état d'anémie grave avec hypertrophie considérable de la rate, dyspepsie, œdême des extrémités, ascite légère. Après trois semaines de traitement par l'acide arsénieux, le vin de Bordeaux et une alimentation choisie, ce malade, presque entièrement gueri, a pu retourner dans ses foyers.

Les maladies des voies digestives et de leurs annexes se sont toutes terminées par la guérison; elles comprenaient :

    1 embarras gastrique,

    4 dyssenteries ,

    2 ictères.

Les dyssenteries anciennes, rebelles, guérissant, puis récidivant au moindre écart de régime, ont été traitées par les pilules de Segond ; et, quand la diarrhée succédait à la dyssenterie, par le sous-nitrate de bismuth, potages maigres, tisane de riz gommée.

Un ictère a présenté la forme grave: epistaxis abondantes, adynamie, pouls à 42 pulsations ; après les évacuants au début, traitement tonique et excitant.

Telle est l'histoire abrégée des 35 malades que j'avais fait séparer du service chirurgical, à cause de leur état.

———

Les militaires désignés sous le nom de *blessés*, ont été au nombre de 78, atteints:

    25 de froidures,

    1 » furoncles,

    1 » eczéma,

2 de plaies contuses,

2 » kératites scrofuleuses

1 » parotidites,

1 » phlegmon profond du cou,

1 » erysipèle gangréneux :

1 » paralysie des extenseurs de l'avant-bras,

1 » fracture de la clavicule,

1 » entorse tibio-tarsienne,

1 » ankylose de la main et du poignet,

40 » plaies par armes à feu.

Les médecins et les chirurgiens de nos pays avaient eu rarement occasion d'observer des cas de froidure dépassant en profondeur et gravité les engelures, si fréquentes chez les femmes et les enfants lymphatiques, et, pendant le temps de mes études médicales dans les hôpitaux de Marseille, je n'avais vu que cinq malades atteints de froidures graves. Les deux premiers se sont présentés à mon observation en février 1865 ; c'étaient deux hommes jeunes encore, 25 et 29 ans, matelots à bord du navire français la *Pauline*, venant du Sénégal.

Epuisés par les fièvres de la côte d'Afrique, surpris par le mauvais temps, privés de nourriture, ils avaient été obligés de demeurer plusieurs heures au service de la pompe de leur navire, où une voie d'eau s'était déclarée. Pendant quarante heures ils furent exposés au froid et aux coups de mer, et, lorsqu'ils furent secourus, ils avaient les extrémités frappées de mortification. Les autres hommes de l'équipage dont la santé n'avait pas été altérée avant ces mauvais jours, quoiqu'exposés au même froid, n'éprouvèrent aucun accident. Chez ces deux marins, le froid avait anéanti la vie dans l'extrémité des doigts et la totalité des orteils. On attendit que les parties mortes ne fussent plus jointes au corps que par les os pour sectionner ceux-ci avec des pinces incisives, et terminer des amputations que la nature avait en partie faites. Quelque temps après un marin nègre eut, dans des conditions à peu près semblables, les deux pieds totalement gelés : à son entrée à l'hopital, il subit l'amputation des deux jambes au tiers inférieur et guérit. Les deux autres cas, que j'avais vus, s'étaient présentés chez des prisonniers qui, voyageant en wagon cellulaire, avaient été laissés pendant plusieurs heures dans une gare, sans paille et sans couvertures : amaigris et épuisés par la vie de prison, ils avaient présenté les conditions les plus propres pour être péniblement impressionnés par le froid. Chez ces deux malheureux, les pieds présentaient de larges plaques de mortification, mais pas assez épaisses pour dénuder les os.

Il était déjà facile par l'observation de ces faits, et par ceux qu'avaient signalés les chirurgiens militaires pendant la campagne de 1812 et en Crimée, de se convaincre que le froid agissait bien comme cause directe et déterminante, mais que des causes générales indirectes favorisaient son action : c'étaient l'abattement, la tristesse, la faiblesse de l'organisme, la fatigue, l'alimentation insuffisante. Eh bien ! chez nos soldats, toutes ces causes se trouvaient réunies, et il n'était pas étonnant dès lors de voir en si grand nombre *les froidures*.

Tous les malades ainsi atteints, que j'ai observés, étaient jeunes (classe 1870 ou mobiles) et avaient été appelés pour marcher immédiatement à l'ennemi. De nos conversations, il resultait que les défaites, les accusations multipliées de trahison, l'insuffisance de l'équipement, l'inexpérience du métier de la guerre, les avaient, dès le début, jetés dans le découragement; les fatigues et les privations avaient promptement usé leur corps, et l'action du froid avait été marquée sur eux, tandis qu'elle n'avait pas laissé de traces sur ceux de leurs camarades plus anciens, plus insouciants, plus courageux, plus vifs, bien que les conditions matérielles fussent à peu près les mêmes.

Quoique *le froid* pu·sse faire sentir son action sur l'organisme
entier, ses effets se localisent généralement sur les parties éloi-
gnées du cœur, sur les extrémités où la circulation est moins
active : aussi les *froidures* locales siégent-elles toutes aux
orteils, aux doigts, au nez, aux oreilles.. Chez nos militaires,
toutes avaient leur siége aux orteils, et s'étaient déclarées après
un séjour prolongé des pieds, insuffisamment protégés, dans la
neige ou la boue. L'action directe était manifeste.

L'aspect de ces pieds ne donnait pas d'abord une idée bien
exacte de la gravité du mal ; mais après quelques soins de propreté,
il était facile de voir et de préciser ses limites. Sur mes 25 malades, on voyait tous les degrés de la froidure. Au premier
degré, l'orteil était gonflé, la peau rouge sombre, la douleur
fort vive, parfois remplacée par l'engourdissement, les mouvements difficiles ; au deuxième, des phlyctènes s'élevaient çà et
là contenant un liquide séro-purulent ou sanguinolent, très-
fétide, à un degré plus avancé ; correspondant au troisième
degré de la brûlure (escharification), des plaques d'une blancheur
mate existaient sous les phlyctènes. Quelquefois, sans soulève-
ment de l'épiderme, la peau ou l'épaisseur entière d'un orteil
ou d'une partie de membre était froide, insensible, décolorée ou
noire, offrant la résistance du bois.

Ces trois degrés correspondent aux trois degrés des brûlures :
la rubéfaction, la vésication, l'escharification. Ile existaient tous
trois chez nos blessés, mais en proportion variable, et ont été,
dans tous les cas, suivis de guérison. 22 hommes n'ont perdu que
des plaques de peau et quelques phalanges unguéales, dont
l'extraction était toujours facile après l'élimination des parties
molles. Cette élimination des escharres produites par le froid est
excessivement lente à se faire, et exige un temps double environ de celui nécessaire à une escharre de même volume produite,
soit par une brûlure, soit par une contusion. La chirurgie n'a

rien à gagner en intervenant trop tôt dans ces lésions ; il convient d'attendre que les parties mortes. sauf les os, soient élimi-minées entièrement, pour agir autrement que par des pansements, la section des escharres étant souvent suivie d'hémorrhagie. Quant aux amputations primitives, c'est, d'une manière générale, une manœuvre condamnée par tous les chirurgiens qui placent l'intérêt de leur malade au-dessus de la satisfaction de faire une opération. La nature se charge, sans dangers, de séparer les parties mortes des parties vivantes, et on doit se borner à couper les os dont la chute serait trop lente, à moins qu'on ne soit convaincu que le malade est trop faible pour resister à la longue suppuration de l'élimination naturelle; mais ces cas sont excessivement rares. J'ai dû chez trois malades, où cette indication était posée, faire des amputations : deux fois du gros orteil et une fois d'une partie du pied gauche. Cette opération a consisté dans l'enlèvement de tous les orteils, sauf la moitié supérieure de la première phalange des quatre derniers, plus le tiers antérieur du premier métartasien nécrosé. Pour enlever chaque orteil, il fallut retirer fortement en arrière les chairs du pied, détacher le corps de la première phalange des chairs environnantes avec le bistouri, et couper cet os à sept ou huit millimètres au-dessus du point de séparation des tissus vivants et morts, de façon à conserver, pour chaque fragment de phalange, une petite manchette. Le gros orteil fut désarticulé, puis le tiers antérieur du premier métartasien nécrosé enlevé, et la surface cruentée, recouverte avec un lambeau plantaire insuffisant. Cette manœuvre fut difficile, longue, peu brillante d'exécution, nécessita de nombreuses ligatures, mais conserva la plus grande longueur possible au membre, et donna un résultat excellent au point de vue de la station et de la déambulation.

Pour les autres lésions causées par le froid, le traitement a consisté en cataplasmes émollients au début. alors que l'inflammation éliminatrice était très-douloureuse, uis en pansements au styrax, à la glycérine ou à l'alcool, suivant l'aspect des plaies, et en lavage à l'eau alcoolisée ou chlorurée qui ne parvenaient jamais à débarrasser les pieds gelés de la détestable odeur qu'ils gardaient jusqu'à entière guérison.

Six malades atteints de furoncles, d'eczéma, de plaies contuses dues à des chutes de cheval, de kératites scrofuleuses n'ont rien présenté de particulier à noter dans le cours du traitement. Les kératites, chez des sujets jeunes scrofuleux, ont été guéries, en un mois, par l'usage de l'huile de foie de morue et du collyre au mucilage de tannin.

Cottin, militaire évacué de Paris après la levée du siége, se présenta, le 11 mars, avec un engorgement considérable des deux glandes parotides ayant immédiatement succédé à une exposition prolongée au froid. Le malade, âgé de 30 ans, jouissait d'une santé générale excellente et n'était qu'incommodé par ses tumeurs. Il fut soumis à un traitement externe (badigeonnages avec la teinture d'iode) et guérit en un mois et demi.

Verlet, jeune soldat, de constitution lymphatique, est entré le 21 février, atteint d'un phlegmon profond du cou à la région cervicale latérale gauche. Cet abcès s'était montré depuis quelques jours sous forme de tumeur diffuse, empâtée, sans coloration de la peau, à fluctuation difficilement perçue, lorsque je me décidai à l'inciser malgré sa profondeur.

Une incision longue de cinq centimètres fut faite sur le bord interne du muscle sterno-mastoïdien, au niveau du prolongement des grandes cornes de l'os hyoïde; elle comprit, en épaisseur, la peau, la couche sous-cutanée, le feuillet superficiel de l'aponévrose cervicale au moment où il abandonne le muscle sterno-mastoïdien pour aller sur la ligne médiane, et ce ne fut qu'au-dessous de ce feuillet, à quinze millimètres environ de profondeur, que je rencontrai le pus; après l'évacuation d'un demi-litre de liquide franchement phlegmoneux, je laissai un tube à drainage au fond de l'incision et fis appliquer des cataplasmes. Après six semaines la guérison etait complète.

On ne saurait trop se hâter d'ouvrir ces collections purulentes du cou, siégeant sous le feuillet superficiel de l'aponévrose, par le danger qu'il y a de les voir perforer le feuillet profond et gagner la poitrine en suivant le trajet de l'œsophage, de la trachée, des gros vaisseaux. La profondeur à laquelle on rencontre le pus rend cette opération difficile, à cause des vaisseaux et nerfs de la région; mais en disséquant couche par couche et en se servant de la sonde cannelée, on doit la terminer heureusement.

Un érysipèle gangréneux du membre inférieur droit, chez un militaire âgé d'environ 35 ans et très-débilité, a été en trois jours suivi de mort. Dès son arrivée à l'ambulance, le malade, pris de délire, n'a pu fournir des renseignements exacts sur le début de son mal : il venait de la caserne Saint-Charles, transformée en hôpital provisoire. La jambe était rouge, tuméfiée, recouverte de phlyctènes et de plaques gangréneuses, infiltrée de sérosité purulente en certains points; les ganglions inguinaux étaient engorgés. Les symptômes généraux étaient des plus graves : pouls petit et fréquent à 120 pulsations, peau sèche et brûlante, langue couverte de fuliginosités, diarrhée, délire.

Des foyers remplis de liquide séro-purulent furent vidés, et le membre fut recouvert de compresses imbibées de décoction de quinquina; à l'intérieur, vin, bouillons, potion à l'extrait mou de quinquina. La mort survint au milieu des accidents typhoïdes que j'ai décrits.

Entorse tibio-tarsienne droite chez un hussard, tombé de cheval le 4 avril, traitée par les cataplasmes résolutifs et la compression, guérie en un mois.

Paralysie des muscles extenseurs de l'avant-bras, consécutive à une blessure du nerf radial au niveau du tiers inférieur de l'humérus, traitée par l'électricité pendant quinze jours. Amélioration très-sensible.

Girardot, militaire âgé de 28 ans, arrivé de Paris le 14 mars, a reçu le 2 décembre, par une arme à feu, une plaie à la main gauche ; la balle a fracturé le cinquième métacarpien en rasant le bord interne de la main. Cette blessure a été compliquée d'un phlegmon diffus, étendu jusqu'à l'avant-bras, et énergiquement combattu à en juger par les nombreuses et longues incisions qui restent ; seulement, après la cessation des accidents les plus graves, la main, placée sur une planchette, fut laissée trop longtemps dans le repos absolu, aussi ses articulations se sont-elles toutes ankilosées. Les mouvements des doigts et du poignet sont abolis, et les articulations unies par des adhérences très-solides.

Le 20 mars, le malade fut endormi avec du chloroforme, et après avoir constaté que, même dans cet état de résolution, les mouvements n'étaient pas possibles, je fis la rupture des ankyloses en commençant par les articulations des doigts et en remontant jusqu'à celle du poignet. Ce n'est pas sans quelque crainte que j'ai achevé cette opération : il m'a fallu des efforts assez grands, et à la crépitation qui se produisait, j'ai pu me convaincre que plusieurs articulations étaient totalement ossifiées. Au poignet, de fortes adhérences existaient entre le paquet des tendons fléchisseurs et le ligament annulaire antérieur du carpe. Après quinze minutes de manœuvre, il n'existait plus d'obstacle au libre jeu des articulations. Le malade s'éveilla, il n'avait ressenti aucune douleur et souffrait fort peu. Le membre fut couvert de compresses d'eau froide fréquemment renouvelées ; le malade maintenu au lit et à la diète. Le lendemain, pas de douleur ni de fièvre ; lotions froides, bouillons. Le quatrième jour, réaction nulle ; je commençai à faire exécuter des mouvements.

Après huit jours, l'opéré pouvait lui-même fléchir légèrement la main sur l'avant-bras et les doigts sur la main. Je fis, pendant six semaines, exécuter des mouvements graduellement plus étendus, et recommandai l'usage continuel de la main. La guérison fut complète, et en sortant, Girardot se déclarait capable d'exercer sa profession d'ébéniste.

Fracture de la clavicule gauche, produite par une chute sur le moignon de l'épaule ; malade indocile, appareil dextriné, consolidation avec chevauchement des fragments. La réduction avait été possible à faire, mais impossible à maintenir.

Les blessures par armes à feu ont été au nombre de quarante, siégeant :

2 à la tête,

3 à l'épaule,

4 à la poitrine,

1 à l'abdomen,

8 aux mains,

1 à l'avant-bras,

4 aux pieds,

9 aux jambes,

8 aux cuisses,

Je n'ai vu aucune plaie produite par bayonnette, sabre, lance, etc.....

Ces hommes avaient été, pour la plupart, blessés depuis quelques jours déja lors de leur arrivée dans l'ambulance, et, excepté les victimes du 4 avril, je ne les ai pas vus immédiatement après leur accident. Les plaies étaient donc en partie exemptes d'accidents primitifs, et quelquefois en voie de bourgeonnement ; cependant plusieurs ont été graves par leur siége, leur étendue, leurs complications.

Je ne ferai que signaler le nombre et la nature des plaies qui ont été guéries sans accidents, et donnerai une observation détaillée de celles qui ont nécessité des opérations ou présenté quelqu'intérêt chirurgical.

Deux plaies de tête, siégeant a la région orbitaire droite, produites par éclat d'obus, ont entraîné la perte de l'œil par blessure et suppuration de l'organe.

Deux à l'épaule : une en voie de cicatrisation, siégeant à la partie postérieure de l'épaule gauche, une seule ouverture : guérison ; l'autre chez un militaire atteint le 4 avril, à Marseille, par une balle de revolver, pénétrant de haut en bas dans le deltoïde droit, balle sortie sans manœuvre : inflammation légère, cataplasmes, puis pansements simples ; guérison.

Cinq plaies à la poitrine, produites par des balles : deux à la partie postérieure, vers le milieu de l'omoplate, non pénétrantes; une ayant traversé, d'avant en arrière, la poitrine et le poumon droit à son sommet. Le quatrième blessé, Roubaud, sergent-major, a recu au combat d'Orléans trois balles à la partie antérieure droite de la poitrine, au niveau des cinquième et sixième espaces intercostaux ; les symptômes primitifs qu'il décrit, avaient été ceux des plaies pénétrantes. On ne voyait que les ouvertures d'entrée, et il est probable qu'une ou plusieurs balles existaient dans la poitrine. La région où siégeaient ces plaies avait empêché les

divers chirurgiens, appelés à les soigner, d'en rechercher le fond
et les corps qui pouvaient y être logés. Des esquilles, des fragments de vêtements avaient souvent été entraînés par le pus, et
continuaient à sortir de temps en temps par une réouverture de
la plaie qui se cicatrisait temporairement. L'auscultation ne
fournissait aucun bruit particulier deux mois après l'accident;
la respiration était pourtant encore gênée et accompagnée de
douleur. Cet état s'est amélioré chaque jour, les plaies se sont
cicatrisées, la respiration est revenue facile après cinq mois.

Katerin, chasseur à pied du 29ᵐᵉ bataillon de marche, avait été
blessé le 4 avril à l'attaque de la Préfecture. La balle était entrée
par le côté interne du creux axillaire droit, avait longé la face
externe de la cinquième côte, et était sortie par derrière en
brisant l'omoplate. Il fut évacué sur mon service le 15 avril.
jusqu'à ce jour, on s'était borné à faire des pansements simples;
l'orifice d'entrée était en voie de cicatrisation, celui de sortie
fournissait une suppuration abondante et fétide, la fièvre était
continue avec redoublement chaque soir; le malade, jeune et
délicat, avait le teint très-pâle, presque terreux, ne mangeait
pas et dormait peu à cause de la douleur. A ma visite du lendemain, je fis deux incisions courbes à concavité externe, l'une au-
dessus, l'autre au-dessous de la plaie de sortie, dans la direction
du bord spinal de l'omoplate; il me fut alors facile d'extraire
trois petites esquilles libres et une très-volumineuse adhérente
à l'os, et que je séparai avec le bistouri; leur réunion constituait
à peu près complètement le tiers inférieur de l'os. Après cette
opération, je couvris les plaies de charpie et de cataplasmes
émollients. Bouillons et soupes, eaux vineuses, potion à l'extrait
mou de quinquina, avec cinquante centigrammes sulfate de qui-
nine. L'état général s'améliora d'une manière très-rapide, l'appétit devint excellent, la fièvre n'eut plus de redoublement dès le
lendemain soir, et cessa entièrement en six jours; les plaies se

cicatrisèrent étant pansées simplement avec l'alcool ; et, cinq semaines après son opération, Katerin était entièrement guéri, mais conservait de la difficulté dans le mouvement d'élévation du bras.

Dans ce cas, j'ai cru devoir enlever, dès que je les ai reconnues, les esquilles libres et les esquilles adhérentes, quoique certains auteurs (Larrey et Percy) ne soient pas d'avis d'extraire immédiatement ces dernières, et je n'ai eu qu'à me louer de cette conduite par le changement qui s'est opéré dans l'état général de mon blessé. L'opportunité de cette manœuvre est aujourd'hui généralement admise ; seulement il faut avoir soin de séparer les esquilles avec le bistouri, et non de les arracher, afin d'éviter le décollement du périoste sur les parties saines. On débarrasse ainsi les tissus d'un corps devenant presque toujours étranger au milieu de productions nouvelles du périoste, et entretenant des suppurations abondantes et intarissables qui altèrent lentement la constitution du blessé lorsqu'il a échappé aux accidents de la fièvre purulente.

Roussel, chasseur à pied, a été blessé à Marseille le 4 avril. La balle, entrée au niveau du sommet de la symphise pubienne, était sortie directement à la partie postérieure, les deux ouvertures étaient à la même hauteur. Accidents nuls du côté de la cavité abdominale, réaction légère, cataplasmes émollients au début, pansements simples, guérison en un mois.

Le trajet de cette balle est un type curieux des déviations que peuvent subir les projectiles de guerre en rencontrant une résistance osseuse : car il est bien difficile d'admettre que cette balle ait traversé la partie inférieure de l'abdomen sans occasionner de lésion interne, et il est probable qu'elle a contourné la paroi gauche du bassin, quoiqu'il n'ai pas été possible, par les pressions sur le trajet du séton supposé, de constater son existence. Le blessé avait été frappé, à dix pas environ, par une balle de fusil chassepot.

Huit plaies aux mains, produites par des balles, avaient toutes atteint les doigts et entraîné cinq fois la perte plus ou moins complète de la partie. J'ai pratiqué deux amputations secondaires pour plaies avec fracture comminutive des phalanges; une partielle de l'index, et une complète de l'annulaire droit. Ces opérations ont été suivies de guérison, après des accidents d'inflammation chez l'amputé de l'index, et une complication de pourriture d'hôpital chez celui de l'annulaire. La réunion immédiate tentée, dans les deux cas, n'avait pas réussi.

Une plaie à l'avant-bras, sur la face antérieure, au-dessus du poignet, produite par une balle et n'intéressant que la peau et le tissu cellulaire sous-cutané; guérison.

Quatre blessures aux pieds :

Trois légères au gros orteil, au bord externe, au talon, ont guéri sans complication ; une très-grave a nécessité l'amputation tibio-tarsienne.

Faivre, artilleur, âgé de 37 ans, faisant partie de l'armée de l'Est, fut atteint, le 15 janvier 1871, d'un projectile qui pénétra par la face postérieure du talon, pendant qu'il était couché à terre.

Les premières tentatives d'extraction du projectile avaient été faites sans résultat. Evacué sur l'hôpital militaire de Marseille, les chirurgiens constatèrent la cicatrisation de l'orifice d'entrée et un phlegmon du pied gauche. Le malade fut endormi et trois incisions furent faites sur la face dorsale du pied, soit pour évacuer du pus, soit pour rechercher le corps étranger. Des accidents graves, frissons répétés, fièvre continue, insomnie, diarrhée, érysipèle du membre inférieur, accompagnaient cet état. Il fut ainsi admis dans mon service, le 18 février. Je tentai de nouvelles recherches du projectile par les incisions dorsales, mais sans résultat. Le blessé fut mis à un régime tonique et reconstituant : bouillons, viande rôtie, Bordeanx, quinquina. Les lésions du pied paraissaient irrémédiables ; les plaies s'étaient compliquées de pourriture d'hôpital, qui avait été arrêtée par deux cautérisations au fer rouge ; le premier métatarsien était nécrosé par le pus, qui baignait tous les os du métatarse et du tarse ; les tendons en partie détruits ; les os atteints d'ostéïte ; et le calcaneum entièrement désorganisé, au moins à la partie antérieure, la seule qu'on pût examiner avec des stylets.

Après avoir demandé l'avis de monsieur le docteur Coste, je pratiquai la désarticulation tibio-tarsienne, le 29 mars, conservant un lambeau triangulaire interne et un peu postérieur, à cause de l'insuffisance de la peau au-dessous de la malléole interne. C'était le procédé de J. Roux, de Toulon, avec un lambeau plus postérieur qu'interne. Je traçai d'abord le lambeau avec le couteau à amputation, par une incision partant de la partie postérieure de la malléole externe, passant sous cette dernière, venant en avant vers la malléole interne, s'arrêtant à un centimètre au-dessous et de là traversant obliquement la région plantaire et le bord externe du pied pour rejoindre le point de départ : l'articulation fut ouverte par son côté externe, le lambeau disséqué ensuite de dedans en dehors, en ayant soin d'épargner l'artère plantaire interne qui devait le nourrir. Pendant cette opération, je trouvai la balle implantée sur la face postérieure du calcanéum, vis-à-vis le point d'entrée fermé depuis longtemps. Les malléoles furent reséquées, et le lambeau put facilement recouvrir la surface de section de la jambe ; les ligatures d'artères furent faites avec soin, et la réunion immédiate fut tentée à l'aide d'une suture entortillée. Pansement avec de la charpie, des compresses et des bandes. Bouillons, viande, vin de Bordeaux dès le premier jour de l'opération; pendant la nuit, légère hémorrhagie qui cède à l'application d'eau froide. L'état général s'améliora de jour en jour; la réunion immédiate ne put se faire à cause de la mortification du bord du lambeau au niveau des épingles à suture, et de la peau de la jambe au même niveau; l'élimination de cette dernière escharre donna lieu à une assez forte hémorrhagie de l'artère tibiale antérieure, que je liai dans la plaie. J'attendis ensuite le bourgeonnement du lambeau et de la surface de section de la jambe, et après deux semaines je tentai la réunion par seconde intention à l'aide de bandelettes de linge collodionnées, et je l'obtins. Les deux surfaces s'agglutinèrent, mais de nombreux abcès peu volumineux se formèrent autour du moignon et suppurèrent longtemps. La guérison complète se fit attendre trois mois. Au commencement du mois de septembre, Faivre reçut de la générosité du Comité de l'ambulance une jambe artificielle, avec laquelle il peut, sans difficulté, se livrer à la station et à la déambulation. Le moignon, bien conformé, n'est le siége d'aucune douleur; le résultat de cette opération est excellent.

———

Sur les neuf blessures aux jambes, quatre ont présenté une gravité exceptionnelle, dont trois ont nécessité des amputations. Trois plaies en séton produites par des balles, n'intéressant que les parties molles, vers le tiers supérieur, ont été guéries en cinq semaines par de simples pansements et le repos au lit.

Sur trois plaies produites par éclats d'obus, deux siégeaient sur la face externe et ont suivi la marche de toutes les plaies contuses; une siégeant sur la face antérieure interne a présenté de graves complications. Le blessé, qui en était atteint, était un jeune soldat breton, nommé Flageul, entré dans mon service le 28 janvier; il avait été blessé le 15 janvier. Une large plaie contuse, de forme ovalaire, à grand diamètre vertical mesurant sept centimètres, siégeait sur la partie antérieure et interne de la jambe gauche vers la partie moyenne ; les bourgeons, de couleur rouge foncé, fournissaient une suppuration de mauvaise nature, le tibia était à nu, la peau environnant la solution de continuité était enflammée : la santé générale affaiblie par les souffrances de la campagne. L'inflammation céda à des applications émollientes, et la plaie fut alors pansée avec des bandelettes de diachylon d'après la méthode de Baynton : en trois semaines, les bourgeons charnus avaient recouvert l'os, le liseré cicatriciel avançait rapidement du centre, les diamètres avaient diminué de moitié, lorsque le 23 février, à la visite du matin, le blessé se plaignit d'avoir cruellement souffert pendant toute la nuit. Depuis la veille la plaie avait totalement changé d'aspect, les bourgeons roses s'étaient détruits et convertis en une pulpe grise et saignante, l'anneau cicatriciel s'était ulcéré, la pourriture d'hôpital existait. Cet état local était accompagné de phénomènes généraux de fièvre et d'embarras gastrique. Purgation, pansements deux fois par jour avec le jus de citron. Après quatre jours, voyant que le mal augmentaît, et n'était nullement modifié, je soumis le blessé à l'anesthésie chloroformique, et, après avoir nettoyé la plaie avec des bourdonnets de charpie, je la cautérisai énergiquement avec le fer rouge (27 fevrier). La pourriture sembla disparaître, mais après onze jours, le 10 mars, une nouvelle cautérisation devint nécessaire : elle fut très-profonde et très-complète ; malgré cela, à la chute des escharres, l'ulcération reparut et envahit rapidement les tissus voisins : l'état général déjà altéré, à l'entrée du blessé, s'était aggravé encore. Flageul souffrait cruellement, avait de la fièvre, ne mangeait plus. La plaie au niveau de la partie moyenne de la jambe, sur les faces antérieure et interne, offrait une largeur de douze centimètres et une hauteur de quatorze à quinze. Les muscles jambier postérieur, fléchisseur commun, soléaire, étaient disséqués ; de petites hémorrhagies se montraient, l'ulcération détruisait avec une rapidité étonnante les chairs voisines, en surface et en profondeur.

Le 20 mars, le blessé fut soumis au sommeil chloroformique, comme pour les cautérisations précédentes ; après avoir débarrassé la plaie de tous les détritus organiques, je la circonscrivis dans une incision profonde passant à un centimètre de ses bords, et je procédai par la dissection avec le bistouri à l'enlèvement total des bords et du fond de l'ulcère, comme je l'aurais fait pour un cancer : l'hémorrhagie ne fut pas très-abondante et surtout dura peu, grâce à la rapidité de la manœuvre : le fer rouge fut immédiatement appliqué d'une manière très-énergique sur les tissus sains. Irrigations continues d'eau froide, légèrement chlorurée, jusqu'à la chute de l'escharre, qui découvrit une plaie large et profonde, mais couverte de bourgeons charnus de bonne nature. La guérison complète s'est fait attendre trois mois, pendant lesquels la plaie a été pansée tantôt à l'alcool, tantôt par occlusion avec le diachylon. Le traitement général a consisté pendant tout le temps en viande rôtie, potages, vin de Bordeaux, quinquina, eau d'Orezza. Dans l'intervalle des cautérisations, j'avais successivement employé des traitements locaux qui avaient réussi dans des cas moins graves : c'étaient le jus de citron, le perchlorure de fer, l'alun, etc...

Lelong, jeune soldat de 21 ans, faisant partie de l'armée de l'Est, a été frappé le 15 janvier par une balle, qui, entrée au-devant de la malléole externe droite, est sortie à cinq centimètres environ au-dessous, au niveau du bord plantaire externe. A son entrée à l'ambulance, le 28 janvier, l'articulation tibio-tarsienne était ouverte ; l'avait-elle été primitivement par le projectile ou secondairement par le pus ? il n'est pas possible de préciser, mais, par l'examen du trajet sous-cutané de la balle, la dernière supposition est plus admissible. Un phlegmon suppuré entourait l'articulation ; le blessé, très-amaigri, avait de la fièvre, de la diarrhée, ne dormait que fort peu, était découragé et parlait de sa mort prochaine. Je prescrivis un traitement tonique et reconstituant, fis deux grandes incisions aux faces interne et postérieure de l'articulation, plaçai des drains, et mis le membre dans une gouttière en fil métallique. Malgré cela, la suppuration persistant avec un aspect moins phlegmoneux et plus séreux, l'état général s'aggravant au point de faire craindre avant peu une terminaison funeste, je priai messieurs les docteurs Coste et Fabre de me donner leur avis, le 20 février. Il fut établi que Lelong avait une arthrite purulente avec des désordres tels que l'amputation seule pouvait offrir quelque espoir de guérison. L'opération choisie fut l'amputation au tiers inférieur, la section au-dessous de ce point n'étant pas possible, celle au tiers supérieur étant jugée trop grave pour les forces du blessé.

Cette amputation fut faite le 22 février; le malade ne souffrit pas, perdit peu de sang; la plaie fut réunie par des sutures, je prescrivis du bouillon et du vin. Le 24, le blessé fut pris de délire et d'épistaxis; la fièvre persistait, la réunion immédiate ne s'était pas faite: pansements quotidiens avec du cérat-styrax; le malade refusait l'alimentation et délirait toujours. Le 25, gangrène de la manchette, délire plus violent, selles involontaires, ballonnement du ventre, bronchite, pouls petit à 120 pulsations, tous les symptômes, en un mot, de l'état typhoïde, pas de taches rosées visibles (là peau du ventre du malade était sale); potion au musc et au quinquina, bouillons, eau vineuse, pansements quotidiens à l'alcool. Cet état continua à s'aggraver, et le blessé mourut le 8 mars, quinze jours après son amputation ; la manchette mortifiée avait été éliminée, et les bourgeons recouvraient la surface de section des os ; l'état local présent n'expliquait pas la gravité des phénomènes généraux. Cette mort tardive, après une opération, était-elle due à l'arthrite purulente, à l'opération elle-même, ou pouvait-elle être attribuée à une vraie fièvre typhoïde intercurrente? Je paraîtrai peut-être juge partial en l'attribuant à cette dernière; mais plus j'ai réfléchi à ce fait, et plus cela m'a paru probable.

Le 4 avril 1871, deux matelots de la frégate la *Couronne* furent atteints d'éclats d'obus à la jambe droite, et transportés le lendemain matin à l'ambulance Saint-Vincent-de-Paul.

Reverdit, matelot, âgé de 22 ans, avait deux grandes plaies sur les parties latérales de l'articulation tibio-tarsienne droite largement traversée ; le tibia et le péroné étaient brisés comminutivement à leur portion articulaire, deux lambeaux de peau et de tendons, l'un antérieur, l'autre postérieur, unissaient à peine le pied à la jambe ; de nombreuses et abondantes hémorrhagies s'étaient produites depuis la veille, et avaient produit l'anémie. Ce blessé était scorbutique ; le pouls petit et lent, la peau décolorée et froide.

Le 6 avril, quarante heures après le moment où avait été produite la blessure, je fis l'amputation de la jambe au lieu d'élection par le procédé circulaire ; le blessé, endormi par le chloroforme, n'éprouva aucune douleur et perdit peu de sang ; les ligatures furent faites avec soin pour éviter de nouvelles hémorrhagies. Au niveau de la surface de section les veines étaient dilatées et pleines de caillots noirs et friables, la moelle du canal médullaire du tibia était rouge et infiltrée de sang, les muscles mous et violacés, le moignon très-froid. Je lavai la plaie avec de l'alcool pur projeté avec force par un irrigateur, je rapprochai sans tiraillement, à l'aide de bandelettes de linges mouillées, les parties antérieures et postérieures de la manchette, couvris de charpie et maintins le tout par une bande. Le membre fut placé sur un coussin et soumis à des lotions continues d'eau froide alcoolisée aux deux tiers, pendant quatre jours. Dès le premier jour, le malade mangea un potage et but une demi-bouteille de vin de Bordeaux.

La faiblesse du sujet et le refroidissement exagéré du moignon m'avaient inspiré quelque crainte et décidé à user si énergique-

léger point de mortification à l'angle externe de la manchette et au-devant de l'angle antérieur du tibia, qui cependant avait été abattu; la plaie a marché rapidement vers la cicatrisation sans que la fièvre soit survenue. Après quatre jours, suspension des lotions alcoolisées, pansements quotidiens à l'alcool. Le dixième jour, lorsque la plaie fut couverte de bourgeons charnus, je fis la réunion secondaire avec des bandelettes de diachylon et l'obtins; tout le fond s'unit exactement, la partie périphérique seule des bords suppura légèrement, et la guérison fut complète en six semaines.

Kléguer, matelot, âgé de 27 ans, fut atteint par un éclat d'obus à la jambe droite. Le projectile avait produit une vaste plaie irrégulièrement circulaire de neuf centimètres de diamètre, siégeant sur la face antérieure et interne de la jambe, accompagnée de fracture comminutive des deux os à leur partie moyenne. Le 6 avril, je fis l'amputation de la jambe au lieu d'élection par le procédé circulaire, le blessé fut anesthésié par le chloroforme. Ce marin, avant cet accident, jouissait d'une santé excellente et d'une constitution robuste ; au moment de son opération, la peau de la jambe présentait déjà de la rougeur et du gonflement accompagnée de fièvre. Je ne fis aucune tentative de réunion immédiate, les lèvres de la manchette furent rapprochées par des bandelettes de linge, couvertes de charpie et de compresses, maintenues par une bande, et je prescrivis des lotions continues d'eau froide pure, la diète, limonade en boisson. Le lendemain, la fièvre était modérée, 100 pulsations; même traitement. Le 8, examen de la plaie : pas d'inflamation, fièvre légère; lotions froides, bouillons, soupe, limonade. Du 12 au 18, l'alimentation fut progressivement augmentée, la plaie pansée avec des plumasseaux de charpie recouverts de cérat-styrax, puis réunie secondairement par des bandelettes de diachylon. Cette réunion s'opéra et la guérison fut complète en un mois et demi ; le seul accident, bien léger, de cette opération, a été l'ulcération de la peau, au niveau de l'angle antérieur du tibia qui, cependant, avait été soigneusement abattu.

J'ai pratiqué ces deux amputations de jambe, pendant la même demi-heure, sur deux hommes dans des conditions inverses de santé générale et de constitution ; les deux traitements ont aussi été très-différents Chez Reverdit, les excitants locaux les plus énergiques et l'alimentatation dès le début ; chez Kléguer, les lotions continues d'eau froide, antiphlogistiques et la diète durant les premiers jours. Dans aucun de ces deux cas, je n'ai voulu tenter la réunion immédiate, parce que j'y ai peu de foi pour les grandes amputations et par crainte des gangrènes, abcès, infection purulente, dont le développement est favorisé par le mode de pansement qu'exige cette tentative. La réunion secondaire m'a réussi chez ces deux marins, comme chez l'artilleur Faivre, amputé dans l'articulation tibio-tarsienne. Ce mode de réunion des plaies d'amputation, plus facile, plus inoffensif, plus sûr, est, selon moi, trop délaissé. Puissent les faits que je viens de citer, encourager les chirurgiens à l'employer davantage !

Huit plaies par armes à feu à la cuisse ; quatre en séton, dans les parties molles, sans lésions de vaisseau important, guéries en cinq à six semaines : une chez un Prussien avec blessure du nerf sciatique au tiers inférieur de la cuisse gauche, faite par une balle : névralgie très-douloureuse et persistant malgré la cicatrisation de la plaie et l'emploi des narcotiques à l'intérieur et à l'extérieur.

Une large plaie au tiers supérieur de la cuisse gauche, sur la face externe, avec fracture comminutive du fémur, produite par une balle, chez un jeune chasseur à pied, blessé à Marseille le 4 avril. Evacué sur l'ambulance le 28 avril, très-manifestement atteint d'infection purulente ; décédé le 5 mai, sans qu'il ait été possible d'intervenir autrement que par des pansements désin-

Le 28 avril, je reçus un autre chasseur, victime aussi du 4 avril. Il avait reçu une balle qui avait traversé, d'avant en arrière et un peu de dedans en dehors, le sommet de la cuisse gauche; l'orifice d'entrée était cicatrisé, mais la plaie de sortie, située sur la fesse, était large, profonde, évasée en entonnoir, déchiquetée sur les bords, et portait les traces d'une cautérisation au fer rouge. Le blessé avait de la fièvre, de l'inappétence, de la diarrhée, il dormait peu et souffrait beaucoup. Le 26 avril, lendemain de son entrée, la plaie étant manifestement compliquée de pourriture d'hôpital à forme ulcéreuse, malgré la cautérisation faite antérieurement, j'appliquai de suite la manœuvre qui m'avait toujours réussi dans les cas graves. Piquet fut endormi avec le chloroforme; je fis l'excision avec le bistouri de toutes les parties malades, et appliquai le cautère sur les tissus sains. Je prescrivis une bonne nourriture, du vin, du quinquina, des lotions froides avec l'eau chlorurée. En un mois, le blessé était guéri.

Degrel, garde mobile, âgé de 22 ans, avait été blessé le 15 janvier, par une balle, à la cuisse droite. Entré à l'ambulance le 28 du même mois, il avait déjà subi inutilement de nombreuses tentatives d'extraction du projectile; il présentait au milieu du triangle de scarpa, une plaie circulaire, à petit diamètre, fournissant une suppuration abondante; à cette ouverture succédait un trajet qui se dirigeait de bas en haut et de dedans en dehors. Je fis, mais en vain, de nouvelles recherches, puis j'attendis. A la fin du mois de février, ce blessé fut atteint de pourriture d'hôpital, à forme d'abord pulpeuse, puis ulcéreuse; ses forces avaient diminué, l'appétit était perdu; depuis quelques jours des symptômes d'embarras gastrique avaient paru et persisté malgré l'ipécacuanha à dose vomitive.

J'employai successivement et sans avantage le jus de citron, le perchlorure de fer, l'alun, la térébenthine et deux cautérisations au fer rouge. Le mal paraissait s'arrêter pendant vingt-quatre heures, puis reprenait sa marche envahissante. Malgré ces moyens qui avaient réussi dans bien des conditions semblables, le 12 mars, l'ulcération de forme circulaire d'un diamètre de onze à douze centimètres, avait mis à nu le couturier, et menaçait d'atteindre l'artère crurale ; l'état général devenait de plus en plus mauvais. C'est chez ce blessé que, le 12 mars, j'appliquai pour la première fois à la pourriture d'hôpital, le traitement par l'extirpation et la cautérisation, que j'ai décrit à propos des blessés Flageul et Piquet. A la chute de l'escharre, la plaie bourgeonna, mais le trajet du projectile se voyait au fond de la plaie, et fournissait du pus par la pression au-dessus ; la santé était redevenue bonne. Fin mars, je fis de nouvelles recherches de la balle, et à l'aide d'un fin stylet d'argent je sentis une résistance métallique, j'introduisis de longues pinces à pansement, et fis l'extraction d'une balle aplatie, et recouverte entièrement d'un lambeau de pantalon. Je n'hésite pas à attribuer à cette enveloppe, qui empêchait le stylet de pénétrer jusqu'à la balle, l'inutilité des nombreuses recherches tentées avant que la longue suppuration eût désorganisé le drap, qui, alors, se laissa traverser, et permit d'arriver sur le corps étranger. Deux mois après cette extraction, la plaie était entièrement cicatrisée.

Pendant quatre mois qu'a duré mon service, j'ai eu, comme dans la plupart des hôpitaux et ambulances de la ville, quelques cas de pourriture d'hôpital ; le premier blessé atteint est venu du dehors avec ce mal qui, quoique ne devant pas trouver chez nous un terrain propice à son développement, ne s'en est pas moins communiqué à douze militaires, malgré les précautions prises. Nos salles n'étaient jamais encombrées et très-proprement entretenues. J'ai vu ce que j'avais déjà observé dans les hôpitaux, les deux formes classiques de cette affreuse complication des plaies, la pulpeuse et l'ulcéreuse, formes tellement différentes d'aspect, de marche, de gravité, qu'elles semblent parfois constituer deux maladies distinctes, plutôt que deux formes d'une même maladie. La première, accompagnée de simple embarras gastrique, caractérisée par un changement d'aspect de la plaie qui devient douloureuse, saignante, à bourgeons gris, molasses, effilés comme du velours, détruit lentement les tissus voisins, et guérit par l'application de l'alcool, de la térébenthine, de l'alun, du jus de citron, etc. ; la seconde se montre avec une fièvre intense, vomissements, diarrhée, douleur très-vive, détruit les tissus par parcelles et ulcère en quelques heures les parties molles, de manière à rendre une plaie méconnaissable en un jour. Contre cette dernière forme, il n'y a qu'un remède, le fer rouge qui, grâce à l'anesthésie chloroformique, peut être appliqué sans douleur.

Dans trois cas très-graves où ce dernier moyen avait été suivi de récidive, j'ai eu la pensée, avant son application, d'extirper le mal à l'aide de l'instrument tranchant et j'ai réussi. Cette manœuvre est facile, inoffensive par elle-même, n'agrandit pas beaucoup la plaie, et permet d'obtenir la guérison dans des cas où l'amputation paraissait devenir nécessaire avant peu de temps.

Dans les amputations, je n'ai tenté que trois fois la réunion immédiate et ne l'ai jamais obtenue, malgré mes soins ; la réunion par seconde intention, après bourgeonnement, a constamment réussi.

Le chloroforme a été employé vingt fois, toujours sans accidents, pour rupture d'ankyloses, cautérisations au fer rouge, amputations.

Les pansements des plaies ont été faits avec l'alcool, le cérat-styrax, la glycérine.

D'une manière générale, les blessés ont été alimentés et soumis à des traitements toniques, même dans les maladies inflammatoires.

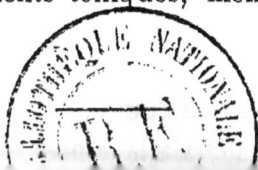

STATISTIQUE

Service du Docteur NICOLAS (Henri)

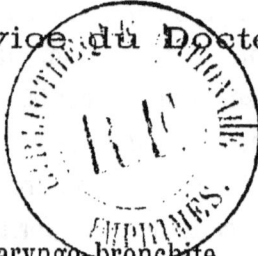

1 Laryngo-bronchite .... Guérison.
6 Bronchites. .... id.
1 Pleurésie .... id.
1 Pneumonie double .... id.
2 Tuberculisations pulmonaires .... 2 Morts.
5 Fièvres typhoïdes .... { 4 Guérisons.
                                      { 1 Mort.
1 Cystite .... Guérison.
1 Otite... .... id.
1 Rhumatisme articulaire aigu .... id.
5 Névralgies sciatiques .... id.
1 Névralgie plantaire .... id.
1   —   du moignon .... Amélioration.
2 Cachexies .... { 1 Guérison.
                                     { 1 Mort.
1 Embarras gastriques ... . Guérison.
4 Dyssenteries .... id.
2 Ictères .... id.
25 Froidures (3 amputations) .... id.
1 Furoncle .... id.
1 Eczéma .... id.
2 Plaies contuses .... id.
2 Kératites scrofuleuses .... id.
1 Parotidite .... id.
1 Phlegmon profond du cou .... id.
1 Erysipèle gangréneux à la jambe ...... Mort.

1 Paralysie des extenseurs des doigts ....   Amélioration.
1 Fracture de la clavicule gauche........   Guérison.
1 Entorse tibio-tarsienne...............   id.
1 Ankylose de la main et du poignet....   id.

PLAIES PAR ARMES A FEU :

2 A la tête........................   Guérison.
3 A l'épaule......................   id.
4 A la poitrine...................   id.
1 A l'abdomen....................   id.
8 Aux mains (2 amputations).........   id.
1 A l'avant-bras..................   id.
4 Aux pieds (1 amputation)...........   id.

9 Aux jambes (3 amputations).......... $\begin{cases} \text{8 Guérisons.} \\ \text{1 Mort.} \end{cases}$

8 Aux cuisses...................... $\begin{cases} \text{7 Guérisons} \\ \text{1 Mort.} \end{cases}$

Sur 113 Malades et Blessés $\begin{cases} \text{Guérisons........} & 104 \\ \text{Morts...........} & 7 \\ \text{Améliorations.....} & 2 \end{cases}$

Total égal...........   113

Sur 9 Amputations :
2 de doigts, 2 de gros orteils, 1 partielle du pied,
1 tibio - tarsienne, 3 de
jambes.............. $\quad\begin{cases} \text{Guérisons........} & 8 \\ \text{Morts...........} & 1 \end{cases}$

Total égal...........   9

---

www.ingramcontent.com/pod-product-compliance
Lightning Source LLC
Chambersburg PA
CBHW070758220326